D1363306

INHALTSVERZEICHNIS

Kapitel 1: Der Fettverbrennungsprozess

Die Fettverbrennung ist ein Prozess, bei dem überschüssiges Fett aus deinem Körper eliminiert wird. Man sollte trainieren und den Metabolismus erhöhen, damit dieser Prozess effektiv ist. Diese Phase der Gewichtsabnahme ist sehr schwer, besonders für Menschen, die viel Körperfett angesammelt haben. Manche Menschen müssen doppelt so hart wie andere arbeiten, um nur ein Gramm Fett loszuwerden. Und sogar das ist möglicherweise nicht ausreichend.

Man muss eine spezielle Diät mit eingeschränkter Kalorienzufuhr einhalten, um das hartnäckige Fett loszuwerden. Dadurch können sich manche Menschen müde fühlen, da es einen Mangel an Energie und Nährstoffen gibt. Es ist sinnvoll während dieses Prozesses Smoothies zur Ernährung hinzuzufügen, um eine Balance herzustellen. Diese Getränke können dabei helfen die richtige Menge an Nährstoffen, mit weniger Kalorien, zu liefern.

Es wurde viele Male angemerkt, dass Smoothies beim Fettverbrennungsprozess helfen. Hier eine detailliertere Übersicht, wie sie funktionieren:

1.Man kann problemlos zu Smoothies Nahrungsergänzungsmittel für die Fettverbrennung hinzufügen – du musst keine andere Art von Fruchtsäften und Getränken vermischen, damit du Nahrungsergänzungsmittel zur Fettverbrennung zu deiner Ernährung hinzufügen kannst. Du kannst einfach die benötigten Nahrungsergänzungsmittel zu der Smoothie-Mischung hinzufügen und alles auf einmal trinken. Nahrungsergänzungsmittel zur Fettverbrennung schmecken oft auch nicht gut. Wenn man sie zu fruchtigen Smoothies hinzufügt, dann sind sie angenehmer aufzunehmen.

2.Durch Smoothies kann es einfacher sein, Zutaten für die Fettverbrennung aufzunehmen – wenn du kein Fan von Grapefruit, Grünkohl und anderem Blattgemüse bist, dann ist es für dich vielleicht einfacher sie zusammen mit einem Smoothie aufzunehmen. Der unangenehme Geschmack von Essen das dir nicht schmeckt wird dir nicht mehr so stark auffallen, wenn du dieses Essen mit Früchten, wie z.B. Zitronen, Beeren und ähnlichen leckeren Früchten pürierst. Der Geschmack fällt kaum noch auf, wenn du die Zutaten mit Dingen, die dir besser schmecken vermischst.

3.Durch Smoothies kannst du Nahrungsmittel zu dir nehmen, die man in gewöhnlichen Rezepten kaum findet – nochmals, die Smoothie-Mischungen hängen von deinem individuellen Geschmack ab. Du kannst Zutaten hinzufügen, die man schwer zu Rezepten hinzufügen kann oder schwer einzeln essen kann. Molke, zum Bespiel, findet man in den meisten Rezepten normalerweise nicht. Du kannst Molkepulver zu deinem Smoothie-Rezept hinzufügen und von den Inhaltsstoffen profitieren, die für die Fettverbrennung vorteilhaft sind.

4.Durch die enthaltenen Ballaststoffe können Smoothies dafür sorgen, dass du dich länger satt fühlst. Wenn du immer satt bist, dann neigst du dazu weniger zu essen. Wenn der Körper weniger Nahrung aufnimmt, dann verbrennt er Körperfett, um die benötigte Energie zu erhalten. Dadurch nimmst du leichter und effektiver ab.

5.Smoothies helfen möglicherweise den Metabolismus zu erhöhen – wenn Menschen altern, verlangsamt sich ihr Metabolismus. Aufgrund des erhöhten Metabolismus hast du scheinbar einen riesigen Appetit wenn du ein Teenager bist, nimmst allerdings nicht an Gewicht zu. Jetzt da du älter bist, erhöht scheinbar alles was du isst dein Körpergewicht. Smoothies mit Inhaltsstoffen zu trinken, die deinen Metabolismus erhöhen, kann deinem Körper helfen schneller Körperfett zu verbrennen.

Mit Smoothies kannst du deinen Körper auf wohlschmeckende Weise dazu bringen, schneller Fett zu verbrennen. Im nächsten Kapitel werden wir über Supernahrungsmittel sprechen, die bei der Gewichtsabnahme helfen können.

Kapitel 2: 6 Ultimative Gesundheitsbooster in deinem Smoothie!

Leinsamen:

Leinsamen enthalten eine sehr hohe Menge an Omega3-Fettsäuren, welche für deinen Körper essentiell sind. In der heutigen Ernährung haben wir davon leider viel zu wenig. Dafür aber viel zu viele Omega6-Fettsäuren. Die Leinsamen helfen dir dabei, wieder ein optimales Omega3 zu Omega6 Verhältnis in deinem Körper aufzubauen. Leinsamen sind, wenn du sie in deinen Smoothie mitmixt, sehr unauffällig und geschmacksneutral. Füge am besten jedem Smoothie (außer denen mit Chia-Samane) 5-8 g, also einen Teelöffel geschroteter Leinsamen, hinzu. Ich schwöre auf sie!

Wenn du sie deinem Smoothie hinzufügst, musst du folgenede Nährwerte dazurechnen:
+33Kcal, +2g Eiweis, +2,7g Balaststoffe, +2,2g Fett

Leinsamen findest du in vielen Supermärkten. Ich empfehle dir für deinen Smooothie „ganze Leinsamen" zu kaufen. Wenn du sie noch wo anders verwendest, solltest du sie vorher schroten, dann kann dein Körper sie besser aufnehmen.

Proteinpulver:

Ptoteinpulver macht zusammen mit Leinsamen aus deinem Smoothie eine vollwertige Mahlzeit. Wenn du deinem Smoothie Proteinpulver und Leinsamen untermixt, hat er alles was eine sehr gesunde und vollwertige Mahlzeit braucht. Kohlenhydrate aus dem Obst und Gemüse, essentielle Fettsaüren aus den Leinsamen und hochwertiges Eiweiß aus dem Pulver und auch etwas aus dem Gemüse. Diese Kombination, und vor allem Zusammensetzung aus diesen drei Komponenten machen deinen Smoothie zum Alleskönner!

Wenn du deinem Smoothie Eiweßpulver (25g) hinzufügst, musst du folgenede Nährwerte dazurechnen:

+95Kcal, +19g Eiweis, +1,8g Balaststoffe, +1,4g Fett

Gersten-, oder Weizengraßpulver:

Diese grünen Pulver sind die Glücksritter für deinen Körper. Ihnen wird neben ihrer unglaublichen Vitalstoffdichte auch krebshemmende Eigenschaften nachgesprochen. Außerdem hilft es, den Cholesterinspiegel zu regulieren und hilft bei Verdauungsstörungen. Und, als wenn das nicht schon gut genug wäre, hilft es außerdem die allgemeine Stimmung zu verbessern. Woran das liegt ist aber noch nicht genau nachgewiesen. Wenn du von den grandiosen Eigenschaften des Weizen/ Gerstengraß-

Pulver profitieren möchtest, mische einfach einen Teelöffel davon in deine Smoothies. Am besten passen sie zu grünen Smoothies.

Rotes Superfoodpulver

Rotes Superfoodpulver ist ein Allrounder für deine Smoothies. Egal ob grün, gelb oder rot, es schadest nie. Dieses Pulver kann verschiedene Zusammensetzungen haben. Oft bestehen sie aus Aronia-Pulver, rote Beete, Hagebuttenpulver, Traubenkernmehl und Acerola. Es bietet eine tolle Mischung der verschiedensten Vitamine, Mineralstoffe und Antioxidantien, die unser Immunsystem stärken. Mein Superfoodpulver-Favorit ist „ **Rote Kraft**" von Alpha Foods.

Spirulinapulver:

Die Spirulina-Alge ist ebenso wie Gerstengraß eine wahre Bereicherung für deine grünen Smoothies. Es wirkt entzündungshemmend, verbessert die Blutwerte, kann allergische Reaktionen mindern und vor Viren schützen. Außerdem wirkt es regenerationsfördernd und verbessert die Gehirnleistung

Matcha-Pulver:

Matcha Pulver ist pulverisierter grüner Tee. Seine energieliefernden Eigenschaften sind nur einige von wenigen Gründen, warum ich ihn dir empfehle. Auch Matcha bietet ein breites Spectrum an Mineralen und Vitaminen, die deine Gesundheit boosten. Außerdem enthält er, wie auch Spirulina, eine große Menge an Chlorophyll, welches deine Abwehrkräfte stärkt und krebshemmmende Eigenschaften aufweist. Das enthaltene Koffein darin sorgt zusätzlich für einen Energiekick in deinem Smoothie. Auch Matcha ist aufgrund seiner Farbe eher für deine grünen Smoothies geeignet.

Ob Weizengraßpulver, Gerstengraßpulver, Spirulina oder Matcha, alle haben fantastische Wirkungen auf unseren Körper. Wenn du gerne grüne Smoothies drinkst, sind diese eine perfekte Ergänzung. Am besten wechselst du sie immer durch, denn alle auf einmal deinem Smoothie hinzuzufügen, könnte geschmackliche Nachteile haben.

Kapitel 3: Wellness-Smoothies zum Wohlfühlen

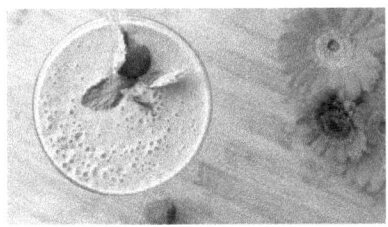

Dass die Ernährung unser Wohlbefinden beeinflussen kann, ist allseits bekannt. Nicht umsonst greifen wir mehr oder weniger bewusst bei Frust zu Schokolade und bei Kummer zu Süßem. Denn unser Körper weiß: Darin sind Stoffe enthalten, die die Produktion von Glückshormonen ankurbeln und dafür sorgen, dass es uns – zumindest kurzfristig – wieder besser geht. Schokolade und Süßes sind wohl die berühmtesten Beispiele für Essen, das unsere Stimmung hebt tröstet. Doch auch viele Obst- und Gemüsesorten, Gewürze und Kräuter können ähnlich positiv wirken. Und sich dabei nicht sofort auf der Waage bemerkbar machen. Denn: Manche Lebensmittel tun nicht nur dem Körper gut, wir fühlen uns dank ihnen auch einfach besser. **Wissenschaftliche Studien** legen sogar nah, dass bestimmte Lebensmittel Depressionen vorbeugen, die

Stimmung verbessern und die Konzentration fördern können.

Die Forscher stellten in ihrer Studie fest, dass einfach ungesättigte Fettsäuren, Folsäure, Omega-3-Fettsäuren, die Vitamine B6, B9 und B12 aus Obst, Gemüse und Nüssen besonders positiv auf unsere Psyche wirken. Denn diese Stoffe helfen unter anderem dabei, Nerven und Hirngewebe zu schützen, das hormonelle Gleichgewicht aufrecht zu erhalten und ermöglichen es dem Körper, wichtige Enzyme und Botenstoffe zu bilden. Mangelt es hingegen an chemischen Botenstoffen (Neurotransmitter) wie etwa Serotonin und Dopamin oder an Glückshormonen, fühlen wir uns schlapp, traurig, unausgeglichen oder wütend, können nicht richtig schlafen oder uns schlecht konzentrieren. Der richtige Nährstoffmix sorgt also nicht nur für körperliches, sondern auch für geistiges und seelisches Wohlbefinden. Obst, Gemüse, Kräuter und Gewürze können nicht nur kurzfristig als „erste Hilfe" bei kleinen Stimmungstiefs, zum Wachwerden oder Entspannen wirken, sondern auch langfristig dafür sorgen, ausgeglichener und glücklicher zu sein. Genießen Sie daher diese leckeren und gesunden Smoothies mit besonderen Effekten: Stimmungsaufhellend, beruhigend, konzentrationsfördernd, harmonisierend, anregend oder Nerven stärkend – hier finden Sie für jede Stimmungslage den passenden Drink!

Machen Sie es sich also gemütlich und genießen Sie köstliche Wellness-Smoothies für Körper und Seele!

Kapitel 4: Abnehmen mit Smoothies

Was sich vielleicht zu einfach, um wahr zu sein anhört, ist wirklich eine der effektivsten Methoden, um endlich die überschüssigen Kilos loszuwerden. Es gibt zwar leider kein Wunderelixier, jedoch können Smoothies uns sehr bei der Gewichtsabnahme helfen. Denn mit ihnen ist es viel einfacher gesund abzunehmen, vorausgesetzt wir trinken die richtige Zusammensetzung der Zutaten und bleiben im Kaloriendefizit. Das heißt wird nehmen weniger Kalorien am Tag zu uns, als wir sie verbrauchen.

Im Schnitt hat ein Smoothie nämlich pro Portion um die 250 Kalorien, je nach Zutat und das ist nicht viel, wenn wir bedenken, dass uns eine Portion sehr gut satt macht und dazu auch noch wertvolle Nährstoffe bietet. Wie bereits erwähnt sind besonders unsere Smoothies zum Abnehmen, die den Stoffwechseln anregen aber auch die grünen Smoothies perfekt für eine Mahlzeit geeignet, denn diese sind reich an Ballaststoffen. Diese halten uns länger satt und hemmen das Gefühl ständig naschen zu müssen.

Somit sind sie eine kleine Geheimwaffe gegen Heißhungerattacken und bewahren uns vor überschüssigen Kalorien.

Zudem sind die meisten von unseren Smoothie Rezepten sehr fettarm bzw. verfügen nur über gesunde Fette, wie z.B. Nüsse oder Avocados, die wir beim Mixen viel besser einschätzen können und somit den

Tagesbedarf an Fett nicht so schnell übersteigen, wie mit großen Essensportionen und Fast Food.

Fehler vermeiden

Natürlich klingt es einfach mit Smoothies abzunehmen und insgesamt gesünder und ausgewogener zu leben, jedoch gibt es auch Fehler, die wir einfach vermeiden können, wenn wir uns gut genug über die Inhaltsstoffe informieren. Denn es gibt zahlreiche Quellen, die uns vielleicht sogar auf den ersten Blick gesund vorkommen können, aber viele Kalorien und ungesunde Fette und Zucker enthalten. Zudem sollten wir wissen, dass es auch gesunde Alternativen zu den ungesunden Produkten gibt, die den Smoothie auch noch viel besser schmecken lassen.

Bei Süßungsmittel wie z.B. Zucker, Honig oder Sirup sind wir uns zwar sicher, dass der Smoothie besser schmecken wird, jedoch sind diese Zutaten nicht zielführend und schießen die Kalorienanzahl in die Höhe. Als gesündere Alternative eignen sich vollwertige Produkte wie Datteln, Xylit oder Stevia. Diese Alternativen lassen den Smoothie nicht nur süßer schmecken, sondern man braucht auch eine viel geringere Menge, um den süßlichen Geschmack zu erhalten. Auch reiferes Obst lässt unsere Smoothies süßer bzw. intensiver schmecken.

Wir lieben es Milchprodukte bei Smoothies zu verwenden und verzichten ungern auf Milch, Quark oder Skyr. Durch sie wird der Smoothie erst zum Genuss und die Konsistenz wird viel Cremiger und angenehmer zum Trinken. Dabei ist jedoch Vorsicht geboten, denn oft enthalten Milchprodukte viel Fett, das uns automatisch mit vielen Kalorien überrascht. Daher sollten wir auf fettärmere Varianten wie Magerquark und fettarme Milch umsteigen und müssen nicht auf die angenehme Konsistenz verzichten.

Da Fett auch zahlreich in Nüssen bzw. Nusscremes enthalten ist und wir das Wissen haben, dass diese Produkte gesund sind, kann man auch hier schnell Fehler machen. Denn die Menge macht hier den Unterschied. In Nüssen sind sehr viele gesunde Fette enthalten, aber leider ist Fett nun mal gefährlich, wenn wir davon zu viel essen. Wir müssen es ja nicht gleich übertreiben, da auch ein Teelöffel für den aromatischen Geschmack schon völlig ausreicht und wir somit in unserem Kalorienrahmen bleiben.

Einer der größten Fehler, unserer Meinung nach, ist es fertige Smoothies zu kaufen. Die Verlockung ist groß, denn sie sind überall in den Supermärkten, kosten meistens nicht viel und versprechen viel frisches Obst und Gemüsesorten. Auch der Geschmack enttäuscht uns meistens nicht und wir haben das Gefühl etwas Gesundes zu trinken, ohne uns viel Arbeit gemacht zu haben.

Leider liegt der Schlüssel nicht in den Fertigprodukten. Diese enthalten zum größten Teil nur Fruchtkonzentrate, die uns nicht genügend mit Vitaminen versorgen können. Zusätzlich haben die fertigen Smoothies oft eine lange Haltbarkeit, was auf

Konservierungsstoffe und andere künstliche Zusatzstoffe zurückzuführen ist.

Also lieber zwei Mal auf das Etikett und die Zusatzstoffe schauen, denn Hersteller geben ausgerechnet gerne Zucker hinzu, den wir nun gerne vermeiden würden. Auch preislich liegen wir, wenn man die Menge genauer anschaut, mit frischen saisonalen Produkten günstiger als mit den fertigen Smoothies.

Tipps für Smoothies

Wir empfehlen euch gesunde Alternativen, die auch in unseren Rezepten enthalten sind auszuprobieren und nicht auf ungesunde und gewohnte Lebensmittel zuzugreifen. Somit erreicht ihr eure Gesundheit bzw. - Fitnessziele effektiver und könnt, ohne auf den guten Geschmack zu verzichten, unsere Smoothies genießen.

Mit Getreideprodukten wie Haferflocken, Dinkelflocken oder anderen Getreideflocken bleibt ihr noch länger satt. Auch Flohsamen, Chia und Leinsamen sind super Produkte mit guten Fetten. Für die Muskelerhaltung bzw. den Aufbau könnt ihr gerne verschiedene Eiweißpulver dazu mixen, die euch je nach Sorte auch einen intensiveren Geschmack bieten können.

Außergewöhnlich gut schmecken vor allem im Sommer frische und kühle Smoothies. Dazu können wir Minzblätter verwenden und Eiswürfel hinzumixen. Auch gekühltes Obst, egal ob selbst eingefroren oder aus dem Tiefkühlregal im Supermarkt, passt perfekt in den Smoothie an heißen Sommertagen. Denn in gekühltem Obst bzw. Gemüse stecken sogar mehr Vitamine drin, da der Reifungsprozess gestoppt wurde.

Guten Morgen Smoothie aus Grünkohl, Mango und Ananas

Zutaten für 2 Gläser:

120g frischer Grünkohl
350ml Kokoswasser
100g frische Mango
150g frische Ananas
1 Limette
1 Prise Salz
1 Prise Cayennepfeffer

Zubereitungszeit:

10 Minuten
Und so geht's:

Schritt 1:

Grünkohl waschen, Mango und Ananas schälen und in ein hohes Gefäß geben. Die Limette pressen und den Saft ebenfalls hinzugeben. Alles mit Kokoswasser auffüllen und mit Salz und Pfeffer würzen.

Schritt 2:

Mit dem Pürierstab auf höchster Stufe so lange pürieren, bis ein cremiger Smoothie entstanden ist.

„Melonen- Nektarinen- Smoothie"

Zutaten:
· 1 Banane
· 250g Honigmelone
· 1- 2 Nektarinen
· 1 EL Zitronensaft
· 100 ml Kokosmilch

Zubereitung:
Zuerst die Honigmelone schälen und in kleine Würfel schneiden. Anschließend die Nektarinen waschen und den Kern entfernen. Nun auch die Nektarinen in Würfel schneiden. Zu guter Letzt die Bananen schälen und in Stückchen schneiden.

Die geschittenen Früchte, Kokosmilch und 1 EL Zitronensaft in einen Mixer geben und pürieren. Guten Appetit!

Blaubeer-Basilikum Smoothie

Zutaten

Ein Becher Blaubeeren

1/4 Becher Basilikumblätter

1/2 Becher Spinatblätter

Eine gefrorene Banane

2 Becher ungesüßte Mandelmilch

Zubereitung

Einfach mixen und genießen. Bon Appetit!

Salat-Bananen-Smoothie

Zutaten

3 geschälte Bananen
7-10 Salatblätter
etwas Wasser

Zubereitung

Alle Zutaten in den Smoothie-Mixer geben und gut mixen.

Grüner-Kräuter-Smoothie

Zutaten

300 ml stilles Wasser
50 g Kräuter
½ Bund Petersilie
2 Äpfel, entkernt
2 Birnen, entkernt
2 TL Mandelmus
2 EL frisch gepresster Zitronensaft

Zubereitung

Alle Zutaten in den Smoothie-Mixer geben und gut mixen.

Mangold-Birnen-Smoothie

5 Blätter Mangold
Ein Viertel Kopf Eisbergsalat
1 Birne
1 daumengroßes Stück Ingwer
Wasser nach Bedarf

Zubereitung:
Alles in den Mixer und für eine Minute gut mixen.

Schon diese wenigen fünf Zutaten sorgen für einen nahrhaften und leckeren Smoothie für einen perfekten Start in die Frühlingszeit. Der Mangold enthält jede Menge Eisen und Vitamin C.

Beeren-Smoothie-Bowl

Zubereitungszeit: ca. 10 Minuten - 4 Portionen

Zutaten:
- 1000 g Beeren, gemischt
- 800 ml Milch
- 4   Bananen
- 8 EL   Haferflocken
- 8 TL   Ahornsirup
- 4 TL   Chiasamen

Für das Topping:
- 8 EL Beeren
- 4 EL Haferflocken
- 4 TL Chiasamen
- 4 TL Kokosrapsel

Zubereitung:

1. Waschen Sie die Beeren und geben Sie die Beeren, Milch, Bananen, Haferflocken, Ahornsirup sowie Chiasamen in einen Mixer.

2. Ca. 1 Minute auf Höchster Stufe gut durch mixen, bis eine cremige Konsistenz entsteht und es in einer Schüssel füllen.

3. Mit Beeren, Haferflocken, Chiasamen und Kokosrapsel garnieren.

Spinat-Apfel:

1 Banane
1 Apfel oder Mango
1 HandvollMangold oder Blattspinat
1/2 TLÖl (Kokosöl)
100 mlApfelsaft
100 mlWasser

Bei diesem erfrischenden Smoothie musst du bei der
Reihenfolge nichts beachten, du kannst einfach nach
und nach alle Zutaten in deinen Mixer geben und
auf kleiner Stufe pürieren, danach wirst du langsam
schneller, bis die gewünschte Konsistenz erreicht ist
und du den Smoothie vernaschen möchtest.
Das Chlorophyll im Spinat gibt dem Ganzen eine tolle
grüne Farbe.
Das Öl ist sehr wichtig für deinen Smoothie, da die
Fette deinem Körper dabei helfen gewisse Vitamine zu
lösen und aufzunehmen.
Also hilft dir das Fett dabei, gesund zu leben.
Besonders gut geeignet wäre hierbei Kokosöl.
Die Obstsorten sind hier frei wählbar und je nachdem,
welche Konsistenz du bevorzugst auch deren Menge.

MANGO SMOOTHIE

Zutaten:

- 1 Mango

- 1 Grapefruit

- 150 g Himbeeren

- 100 ml Wasser

- 2 Stiele Minze

Step by Step:

Mango und Grapefruit schälen und Mango entkernen.

Alle Zutaten in den Mixer geben und gut durchmixen.

Durchschnittliche Nährwerte

	Pro Portion
Brennwert	328 kcal
Kohlenhydrate	69,2 g
Eiweiß	5,3 g
Fett	2,4 g

Spinat-Mandel-Smoothie

Zutaten:

Für 2 Portionen

2	Bananen
300g	Blattspinat
300 ml	Orangensaft

Zubereitung:

Spinat Stiele entfernen, waschen und alles durchmixen.

Mangotango

Zutaten für 1-2 Portionen

☐ 1 Banane
☐ 2cm Kurkuma / ½ Teelöffel Kurkumapulver
☐ 1cm Ingwer / ¼ TL

☐ **1 Mango**
☐ 300ml Mandelmilch
☐ **n.B. Zimt**

Zubereitungstipp: Den Kurkuma und den Ingwer solltest du am besten frisch verwenden und vor dem Mixen noch etwas kleiner schneiden. Wenn du gerade keinen frischen Inger oder Kurkuma hast, tuts auch Pulver, aber das ist kein Vergleich.

Nährwerte:343 Kcal, 63g Kohlenhydrate, 4,7g Eiweiß, 7,1g Ballaststoffe, 5,3g Fett

Müsli-Smoothie

Zutaten für 1 Portion:

1 Pfirsich

2 gehäufte EL Haferflocken

200ml Magermilch

Pro Portion etwa:

250 kcal

Zubereitungszeit:

5 Minuten

Und so geht's:

Pfirsich mit Haferflocken und Magermilch mixen. Gut gekühlt genießen

„Exotisches Erlebnis"

Zutaten:
- ½ Banane
- 1 reife Papaya
- 7g Staubzucker
- Zitronensaft (1/2 Zitrone)
- 250 ml Orangensaft

Zubereitung

Für diesen Smoothie zunächst die Orangen zu Orangensaft pressen und mit dem Zitronensaft und dem Staubzucker vermengen. Diese Saftmischung für einige Zeit in den Kühlschrank stellen. Das Fruchtfleisch der Papaya sowie die geschnittene Banane vermischen und pürieren.

Vor dem Servieren mit der gefrorenen Saftmischung in den Bananen- Papaya- Brei kippen und kräftig umrühren.

Grüner Kokosnussschokoladen Smoothie

Zutaten

Wasser und Fleisch einer jungen Thai Kokosnuss
Ein Becher frische oder gefrorene Ananas
Ein Esslöffel Kakao Puder
2 Becher frischer Baby Spinat
3-4 Eiswürfel zum kühlen (Optional)

Zubereitung

Beginnend mit der Flüssigkeit, alle Zutaten im Mixer auf hoher Geschwindigkeit für 30 Sekunden mixen. Genieß deinen Smoothie!

Rote Beeren-Smoothie

Zutaten

1 geschälte Banane
500 g gemischte rote Beeren
1 Tasse Milch, am besten Mandelmilch
1EL Haferflocken
etwas Agavensirup

Zubereitung

Alle Zutaten in den Smoothie-Mixer geben und gut mixen.

Grüner Frühlings-Smoothie

Zutaten

50 g frischer Bärlauch
etwas Dill
2 frische Cocktailtomaten
100 g Frischkäse
300 ml Milch
etwas Salz und Pfeffer

Zubereitung

Alle Zutaten in den Smoothie-Mixer geben und gut mixen

Kohl-Apfel-Smoothie

5 Kohlblätter
4 Äpfel
0,5 Teelöffel Zimt
2 Birnen
Saft einer halben Zitrone
Wasser nach Bedarf

Zubereitung:
Als erstes den Kohl mit ein bisschen Wasser mixen, danach den Rest hinzufügen.
Alles für eine Minute gut mixen.

Banane-Blaubeer-Smoothie

Zubereitungszeit: ca. 5 Minuten - 4 Portionen

Zutaten:
- 2 Bananen
- 450 g Joghurt 1,5% Fett
- 400 g Blaubeeren
- 1 TL Süßstoff (Flüssig)
- 4 TL Vanilleextrakt
- 200 ml Wasser

Zubereitung:

1. Die Bananen schälen und in Stücke schneiden. Blaubeeren gut waschen.
2. Die geschnittenen Bananen, Joghurt, Blaubeeren, Süßstoff, Vanilleextrakt und Wasser in einen Mixer geben und auf höchster Stufe gut durch mixen.
3. Am besten für 2 Stunden im Kühlschrank ruhen lassen und kalt servieren.

Spinat-Smoothie

150 gBlattspinat, frischer
150 mlOrangensaft, frisch gepresst
1 Banane(n), reif
1 ELMandelmus

Den Blattspinat waschen und die Bananen schälen.
Dann alle Zutaten in einem Mixer geben und bis zur
gewünschten Konsistenz pürieren

Halfway:

1/2 Avocado
1/2 Apfel, grünen
1/2 Salatgurke
1/2 Stangensellerie
1/2 Limette
5Blätter Blattspinat
200 mlKokoswasser oder normales Wasser

Du kannst bei diesem Smoothie alle Zutaten zusammen in den Mixer geben und ihn schön cremig mixen.
Zu beachten wäre, dass du die Gurke und den Apfel entkernst und die Stängel des Spinats entfernst bevor du sie in deinen Mixer gibst. Wenn du das Kokoswasser für deinen Smoothie wählst, erzeugt dies eine noch cremigere Konsistenz und bringt eine leckere tropicale Note.
Tipp: Verwende die jeweils halben übrig geblieben Früchte für einen leckeren Nachtisch oder lagere sie kühl und genieße am folgenden Tag eine weitere Smoothie Ladung.

STACHELBEEREN SMOOTHIE

Zutaten:

- 400 ml Buttermilch

- 300 g Stachelbeeren

- Abrieb einer ½ Zitrone

- 1 EL brauner Zucker

- 1 TL Sambal Oelek

Step by Step:

Alle Zutaten in den Mixer geben und gut durchmixen.

Durchschnittliche Nährwerte

	Pro Portion
Brennwert	352 kcal
Kohlenhydrate	61,4 g
Eiweiß	15,6 g
Fett	3,8 g

Kokos-Bananen-Smoothie

Zutaten:

Für 2 Portionen

2	Bananen
20g	Kokoschips
1	Vanilleschote
400ml	Sojamilch
4 EL	Agavendicksaft
2 TL	Kakao

Zubereitung:

Kokoschips in einer Pfanne leicht anrösten (ohne Fett)

Vanilleschote halbieren und auskratzen. Bananen schälen

Alles außer die Kokoschips im Mixer pürieren. Kokoschips anschließend zum garnieren auf dem Smoothie streuen.

Kürbis-Kick

Zutaten für 1 Portionen

- ☐ 150g Hokkaido
- ☐ 1 Orange
- ☐ 1 kleine Möhre
- ☐ 1 Banane
- ☐ 2cm Kurkuma
- ☐ **150ml Wasser**

„Natürlich eindeutig ein Herbstrezept, aber wenn die Frühlingsgefühle mal wieder ihren Hochpunkt erreichen kannst du ja mit dem Kürbis-Kick kontern"

Nährwerte:370 Kcal - 72g Kohlenhydrate – 6,9g Eiweiß - 12,9g Ballaststoffe - 2,6g Fett

„Cremiger Himbeer- Smoothie"

Zutaten:
- 500g Himbeeren
- 300g Joghurt
- 100 Haferflocken
- 70- 100g Zucker
- 1,5L Milch
- Minze zum Verfeinern

Zubereitung:

Die Himbeeren waschen und anschließend alle Zutaten im Mixer gut pürieren.

Tipp: mit frischen Erdbeeren schmeckt der Smoothie noch viel besser als mit der Tiefkühlvariante

Cremiger Bananen-Preiselbeeren Smoothie

Zutaten

1/2 Becher Preiselbeeren
Der Saft von 1/2 Limette
2 gefrorene Bananen, geschält und angetaut
1/2 Orangen, geschält und entkernt
Ein Teelöffel Zimtpuder
2 Becher gehackter Baby Spinat
250ml gefiltertes Wasser(oder Kokosnusswasser)

Zubereitung

Beginnend mit der Flüssigkeit, alle Zutaten im Mixer auf hoher Geschwindigkeit für 30 Sekunden mixen. Genieß deinen Smoothie!

Grüner-Kräuter-Smoothie

Zutaten

300 ml stilles Wasser
50 g Kräuter
½ Bund Petersilie
2 Äpfel, entkernt
2 Birnen, entkernt
2 TL Mandelmus
2 EL frisch gepresster Zitronensaft

Zubereitung

Alle Zutaten in den Smoothie-Mixer geben und gut mixen

Rote Beeren-Smoothie

Zutaten

1 geschälte Banane
500 g gemischte rote Beeren
1 Tasse Milch, am besten Mandelmilch
1EL Haferflocken
etwas Agavensirup

Zubereitung

Alle Zutaten in den Smoothie-Mixer geben und gut mixen.

Süßer Giersch-Smoothie

1,5 bis 2 Handvoll Giersch
1 großen Apfel
2 Nektarinen
2 Datteln
Wasser

Zubereitung:

Den Giersch auf höchster Stufe mit Wasser gut mixen damit das Blattgrün optimal aufgebrochen wird. Anschließend die restlichen Zutaten hinzufügen und mixen bis alles eine angenehme Konsistenz hat.

Himbeer-Bananen-Kiwi-Smoothie

Zubereitungszeit: ca. 10 Minuten - 4 Portionen

Zutaten:
- 200 g Himbeeren
- 2 Bananen
- 2 Kiwis
- 120g Naturjoghurt
- 200 ml Milch
- 2 Pck. Vanillezucker
- etwas Minerwasser

Zubereitung:

1. Kiwi schälen, waschen, halbieren und in mundgerechte Stücke schneiden. Bananen schälen und in Stücke schneiden.Himbeere Waschen.
2. Nun alle Zutaten außer Mineralwasser in einen Mixer geben und auf der höchsten Stufe sehr fein pürieren.
3. Nun den Smoothie in Behälter umfüllen und mit Puderzucker bestäuben.
4. Dazu passen auch Eiswürfel. Servieren und genießen.
5. Falls Smoothie zu dickflüssig ist, etwas Mineralwasser dazugeben

Red Milk

100 gHimbeeren
1 Banane
1 Kiwi
60 gNaturjoghurt
100 mlMilch
1 Pck.Vanillezucker
n.B.etwas Mineralwasser

Mit diesem Smoothie solltest du dich zwischendurch belohnen. Wenn du es wirklich schaffst, diese Rezepte umzusetzen und deine Smoothies als ganze Mahlzeit einsetzt, darfst du auch mal hier und da ein bisschen mehr Zucker oder Joghurt erlauben. Erstens weil es schmeckt und zweitens, ist es gerade beim Abnehmen sehr wichtig sich zwischen drin immer mal wieder etwas zu gönnen.

Zu Beginn wäscht, schälst und zerkleinerst du die Früchte. Als erstes kommen Himbeeren, Banane und Kiwi in den Blender und werden schon einmal püriert. Im nächsten Schritt gibst du den Joghurt, die Milch und den Vanillezucker hinzu.

Tipp: Löse den Zucker vorher mit einem Löffel in deiner Milch auf. So verteilt er sich am besten und löst sich komplett auf.

Jetzt alles zusammen mixen und gegebenenfalls etwas Mineralwasser dazu geben.

KIWI SMOOTHIE

Zutaten:

- 6 Kiwis

- 1 Granatapfel

- 4 Limetten

- etwas Crushed Ice

Step by Step:

Kiwis halbieren und Fruchtfleisch aus der Schale herauslösen.
Granatapfel vierteln und mit einem Löffel die Kerne herauslösen.
Alle Zutaten in den Mixer geben und gut durchmixen.

Durchschnittliche Nährwerte

	Pro Portion
Brennwert	299 kcal
Kohlenhydrate	50,4 g
Eiweiß	4,6 g
Fett	7,9 g

Avocaden-Gurken-Smoothie

Zutaten:

Für 2 Portionen

½	Gurke
1	Avocado
100g	Kopfsalat
250ml	Mineralwasser

Zubereitung:

Avocado Fruchtfleisch auskratzen, Gurke in Stücke schneiden und in den Mixer geben.
Salat waschen und mit allen Zutaten im Mixer mixen.

Cherry-me

Zutaten für 1-2 Portionen

☐ 150g Kirschen
☐ 2 Bananen
☐ Saft einer Limette
☐ **3 Blätter frische Minze**
Ein gewöhnlicher „KiBa"? Nein! Wenn's ein Smoothie ist heißt er „Cherry-Me"!

Nährwerte:299 Kcal – 67,1g Kohlenhydrate – 3,8g Eiweiß - 8,1g Ballaststoffe - 1g Fett

Melon Love

Ergibt 2 Portionen
Pro Portion: ca. 85 Kalorien
Zubereitungszeit: ca. 7 Minuten

Zutaten:
1 kleine Möhre
2 Aprikosen
200 g Wassermelone
1 Esslöffel Hanfsamen
1 Esslöffel gemahlene Mandeln
Etwas Honig nach Belieben
100 ml Wasser
Einige Eiswürfel

Zubereitung:

1. Waschen Sie Möhre und Aprikose, schälen Sie die Melone und schneiden Sie alles grob in Stücke.
2. Geben Sie alle Zutaten in den Mixer.
3. Zerkleinern Sie alles 30 Sekunden auf mittlerer Stufe, dann 1 Minute auf höchster Stufe.
4. Nach Belieben können Sie nun weitere Flüssigkeit angießen, bis die gewünscht Konsistenz erreicht ist.
5. Den Smoothie in ein Glas gießen und nach Belieben Eiswürfel oder Crushed Ice zugeben.

Und das macht diesen Smoothie so gesund:
- Schützt Nervenzellen

- Unterstützt die Bildung von Botenstoffen im Gehirn
- Stärkt die Nerven

„Pfirsich- Himbeer- Joghurt- Smoothie"

Zutaten:
· 4 Handvoll gefrorene Himbeeren
· 2 Pfirsiche
· 300 g Naturjoghurt
· 50 ml Milch

Zubereitung:
Zuerst die Pfirsiche waschen, den Kern entfernen und dann in kleine Stücke schneiden.

Anschließend alle Früchte (Pfirsiche + Beeren) für ungefähr zwei Stunden in das Tiefkühlfach geben

Nach zwei Stunden das Obst sowie das Joghurt und die Milch mixen.

Bananen Brokkoli Smoothie

Zutaten
1 1/2 Becher Mandelmilch oder molken-freie Milch
Eine Bio Banane, gefroren
115g Bio Brokkoli (Ohne Stängel)
Ein Teelöffel Zimt
Ein Esslöffel Honig oder Ahorn Sirup

Zubereitung
Alle Zutaten im Mixer mischen. Bon Appetit!

Römersalat-Smoothie

Zutaten

1 Banane, geschält
½ Mango ohne Kern
1 Orange, geschält
5 Blätter Römersalat
150 ml stilles Wasser

Zubereitung

Alle Zutaten in den Smoothie-Mixer geben und gut mixen.

Grünkohl-Avocado-Smoothie

Zutaten

1 Banane, geschält
½ Grünkohl
1 Avocado, geschält und ohne Kern
5-8 Blätter Basilikum
Limettensaft

Zubereitung

Alle Zutaten in den Smoothie-Mixer geben und bis zur 1 Liter Markierung mit stillem Wasser auffüllen. Gut mixen.

Spinat- Avocado Smoothie

2 Handvoll Spinat

etwas Kresse (alternativ ein paar Blätter Rucola)

10 Blätter Basilikum

Halbe Avocado

1 Mango

1Apfel

1 Scheibe Bio-Zitrone (mit Schale)

400 ml Wasser

Zubereitung:

Die Zutaten bei hoher Drehzahl mixen bis der grüne Smoothie die richtige Konsistenz hat.

Pfirsich-Smoothie

Zubereitungszeit: ca. 10 Minuten - 4 Portionen

Zutaten:

- 1,5 Dosen Pfirsiche und die Hälfte vom Saft
- 280 g Naturjoghurt
- 70 g Sahne
- 1 TL Honig
- 1 Spritzer Süßstoff (Flüssig)
- Minze als Deko

Zubereitung:

1. Alle Zutaten außer Minze in einen Mixer geben und auf der höchsten Stufe sehr fein pürieren.
2. Die Mischung 1-2 Stunden im Kühlschrank ruhen lassen.
3. Nun den Smoothie in Behälter umfüllen.
4. Dazu passen auch Eiswürfel. Servieren und genießen.

Kokosraspeln:

3EL	Kokosraspel
200ml	Karottensaft, ca. 3-4 frische Möhren
2EL	Kokosmilch
3EL	Vollmilch-Joghurt
Evtl.	etwas Wasser

Wer hätte gedacht, dass bei einem Smoothie deine Pfanne ins Spiel kommt. Starte mit diesem Rezept, indem du deine Kokosraspeln anröstest, einfach kurz in einer Pfanne ohne Öl erhitzten und sofort wieder herausnimmst.

Jetzt gibst du die geschälten und zerkleinerten Möhren zusammen mit einem Schluck Wasser in deinen Mixer und erzeugst so einen frischen Karottensaft. Jetzt gibst du die restlichen Zutaten, abgesehen von den Kokosraspeln, mit in den Mixer und verrührst alles kurz auf niedriger Stufe.

Als Nächstes kümmern wir uns um die Raspeln. Du feuchtest den Rand deines Glases leicht an und benetzt ihn dann mit den Kokosraspeln. Am einfachsten funktioniert es, wenn du dein Glas einfach umgedreht auf den Raspel Teller stellst. Dann gießt du dein Smoothie in dein dekoriertes Glas und benutzt die restlichen Raspeln als Topping für deinen Smoothie.

KIRSCH SMOOTHIE

Zutaten:

- 200 g Kirschen (entsteint)

- 300 g Naturjoghurt

- 2 EL Honig

- 50 ml Milch

Step by Step:

Alle Zutaten in den Mixer geben und gut durchmixen.

Durchschnittliche Nährwerte

	Pro Portion
Brennwert	379 kcal
Kohlenhydrate	75,5 g
Eiweiß	15,0 g
Fett	0,9 g

Grüner-Power-Smoothie

Zutaten:

Für 2 Portionen

2	Bananen
2 Handvoll	Spinat
½	Avocado
1	Orange
1 EL	Chiasamen
½	Zitrone
Kl. Stück	Ingwer
200ml	Mineralwasser

Zubereitung:

Avocado entkernen und Fruchtfleisch auskratzen.

Bananen, Orange und Ingwer schälen. Zitrone auspressen.

Alle Zutaten in den Mixer geben und mixen.

Acerola-Granate

Zutaten für 1-2 Portionen

☐ ½ Granatapfel

☐ 100g Acerola Kirschen

☐ 1 Banane

☐ **1 Mandarine**

Warum heißt der Granatapfel eigentlich wie er heißt? Vielleicht weil er die Küche aussehen lässt wie ein Kriegsgebbiet...Sei bloß vorsichtig, und zieh bloß keine weißen Kleider an ??.

Zubereitungstipp: Wenn du dir nicht sicher bist, wie du mit dem Granatapfel umgehen sollst, schau dir mal ein Youtube tutorial an, das ist nämlich garnicht so einfach. Natürlich sollten deine Kirschen entsteint sein, und dass bei Banane und Mandarine die Schale nicht in den Mixer kommt ist klar, oder ? ??

Nährwerte:324 Kcal – 67,9g Kohlenhydrate – 3,7g Eiweiß - 8g Ballaststoffe - 1,7g Fett

„Bananen- Erdnuss- Smoothie"

Zutaten:
· 4 gefrorene Bananen
· 250 ml Milch
· 2 EL Erdnussbutter

· Vanillezucker

Zubereitung:
Zu Beginn die Banane schneiden und für knapp zwei Stunden in das Tiefkühlfach. Danach die Bananen mit der Milch mixen. Dann die Erdnussbutter sowie den Vanillezucker beimischen und nochmals alles pürieren.

Spinat Orangen Smoothie

Zutaten

Eine Orange, gepellt
1/2 Banane, gepellt
Ein Becher Bio Spinat
1/4 Becher Kokosnusswasser, falls gewünscht mehr
Ein Esslöffel Hanfsamen, optional
Eiswürfel

Zubereitung

Beginnend mit der Flüssigkeit, alle Zutaten im Mixer auf hoher Geschwindigkeit für 30 Sekunden mixen. Einige Eiswürfel hinzufügen und genießen!

Salat-Sencha-Smoothie

Zutaten

1 Kopf Feldsalat
1 Handvoll Rucola
5 Datteln, entsteint
etwas Senchapulver

Zubereitung

Alle Zutaten in den Smoothie-Mixer geben und bis zur 1 Liter Markierung mit Wasser auffüllen. Gut mixen.

Birnen-Chinakohl-Smoothie

Zutaten

1 Pomelo, geschält
3 Birnen, entkernt
4 Blätter Chinakohl
Saft von 1 Zitrone
4 Datteln ohne Stein
1 EL Mung-Bohnen-Sprossen
2 EL Mandeln
1 EL Sesamöl
1 TL Zimt

Zubereitung

Alle Zutaten in den Smoothie-Mixer geben, nach Belieben mit Wasser auffüllen und gut mixen.

Pampelmuse-Birnen-Smoothie

Zutaten

2 Birnen, entkernt
1 geschälte Pampelmuse
125 g Feldsalat
6 Blatt Grünkohl
¼ Liter stilles Wasser

Zubereitung

Alle Zutaten in den Smoothie-Mixer geben und gut mixen.

Brennnessel- Löwenzahn Smoothie 2

1 Handvoll Brennnessel
4-5 Blätter Löwenzahn
1 Handvoll Giersch
1 gehäufter Teelöffel Acaipulver
1 Teelöffel frische Papaya-kerne
1 Mango
halbe Salatgurke
1 große Avocado
ca. 350 ml Wasser
Bitte nur wenige Löwenzahnblätter verwenden!

Zubereitung:
Alles in den Mixer geben wobei man mit dem Blattgemüse beginnen sollte und gut durchmixen bis die gewünschte Konsistenz erreicht ist
Ergibt etwas 1 ½ Liter Smoothie

Tipp:
Brennnesseln das Superfood schlechthin. Enthält 30 Mal so viel Vitamin C und 50 Mal so viel Eisen wie der Kopfsalat.
Wirkt entwässernd, blutzuckersenkend, blutbildend, blutreinigend, Haarwuchs fördernd, potenzsteigernd und ist hilfreich bei rheumatischen Erkrankungen.

Tipp:
Der Löwenzahn wirkt aktivierend auf Nieren, Galle, Leber und kurbelt den Stoffwechsel an.

Nektarinen-Smoothie

Zubereitungszeit: ca. 10 Minuten - 4 Portionen

Zutaten:

- 8 Nektarine
- 1200 g Joghurt
- 4 Schuss Milch
- 4 EL Zucker

Zubereitung:

1. Nektarinen waschen, halbieren, entkernen und in mundgerechte Stücke schneiden.
2. Nun alle Zutaten in einen Mixer geben und auf der höchsten Stufe sehr fein pürieren.
3. Nun den Smoothie in Behälter umfüllen.
4. Dazu passen auch Eiswürfel. Servieren und genießen.

Fruchttorte:

2Äpfel
250gBrombeeren
1 Papaya
1ELAhornsirup
etwas Wasser

Brombeeren und Papaya zu kombinieren ist nun wirklich kein 0815 Smoothie. Doch er ist sehr zu empfehlen, vor allem, wenn man mal eine Abwechslung von Bananen Smoothies möchte.
Unsere Mahlzeit besteht aus 2 Schichten, die du nacheinander in dein Glas gibst, dies erzeugt außerdem einen stylischen Look. Also nicht nur zum Abnehmen, sondern auch was fürs Auge.
Die erste Schicht erzeugst du, indem du die Äpfel schälst, entkernst und zerkleinerst. Zusammen mit einem Schuss Wasser und den Brombeeren kannst du diese nun fein pürieren und als erste Schicht in dein Glas geben.
Für die zweite Schicht mixt du die Papaya mit etwas Ahornsirup. Dabei musst du darauf achten, dass di die Papaya vorher am besten viertelst und dann mit einem Löffel entkernst, jetzt kannst du das weiche Fruchtfleisch mit einem Messer oder großen Löffel von der Schale trennen und zerkleinern.
Diese fein pürierte Schicht gibst du nun in dein Glas auf dein Brombeerpüree, verzieren kannst du das Ganze

mit einzelnen Brombeeren als Topping.

RADIESCHEN COCKTAIL

Zutaten:

- Saft einer ½ Zitrone

- 150 ml Buttermilch

- 50 g Radieschen

- ½ TL Paprikapulver

- 20 g Gartenkresse

- Süßstoff nach Belieben

Step by Step:

Alle Zutaten in den Mixer geben und gut durchmixen.

Durchschnittliche Nährwerte

	Pro Portion
Brennwert	76 kcal
Kohlenhydrate	9,4 g
Eiweiß	6,3 g
Fett	1,3 g

Der klassische Grüne Smoothie

Zutaten:

Für 4 Portionen

500g	Feldsalat
1 EL	Mandelmus
250ml	Kokosmilch
1 Bund	Sellerie

Zubereitung:

Sellerie und Salat klein schneiden. Zusammen mit den anderen Zutaten im Mixer zur gewünschten Konsistenz pürieren.

Grünes Ross

Zutaten für 1-2 Portionen

☐ 200g Grünkohl
☐ 2 Pfirsiche
☐ Saft eine Orange
☐ 150ml Mandelmilch

☐ Eine wahre Eiweißbombe. Beim grünen Ross ist alles gegeben!

Nährwerte:329 Kcal – 47,3g Kohlenhydrate – 13,6g Eiweiß - 19,1g Ballaststoffe - 4,2g Fett

„Kaffee- Frühstücks- Smoothie"

Zutaten:
· 2-3 gefrorene Bananen
· 250 ml kalten Kaffee
· 250 ml Milch
· 1 Handvoll Haferflocken
· 1 EL Erdnussbutter
· etwas Eis (Crushed Ice)

Zubereitung:
Die Bananen schälen und in Stücke schneiden. Anschließend für knapp zwei Stunden im Tiefkühlfach einfrieren. Nun alle Zutaten in einen Mixer und pürieren.

Roter Trauben und Feige Smoothie

Zutaten

5 frische Feigen
Ein Becher Bio rote Trauben
1/2 Kopf romanischer Salat
2 Bio Bananen
250ml gefiltertes Wasser

Zubereitung

Beginnend mit der Flüssigkeit, alle Zutaten im Mixer auf hoher Geschwindigkeit für 30 Sekunden mixen. Genieß deinen Smoothie!

Kohlrabi-Grapefruit-Smoothie

Zutaten

6 große Kohlrabiblätter
1 geschälte Grapefruit
1 geschälte Banane

Zubereitung

Alle Zutaten in den Smoothie-Mixer geben und bis zur
1 Liter Markierung mit Wasser auffüllen. Gut mixen.

Durstlöscher Smoothie

Zutaten

300 g Salatgurke
400 g Cantaloupe oder Honigmelone (ohne Schale)
1 EL Honig
½ TL getrocknete Lavendelblüten

Zubereitung

Alle Zutaten in den Smoothie-Mixer geben und nach Belieben mit Crushed-Eis auffüllen. Gut mixen.

Grünkohl Smoothie

2 Handvoll Grünkohlblätter
ca. 1/3 Salatgurke
1-2 Stangen Sellerie
3 Scheiben Ananas
1 Apfel
1 Banane
Wasser

Zubereitung:
Alle Zutaten in den Mixer geben und gut Mixen,
beginnend mit dem Gemüse.

Von allem Etwas:

1 Mango
1 Papaya
1 Aprikose
1 Kiwi
1 Banane
40 g Walnusskerne, grob gehackt
400 ml Orangensaft
1EL Honig

Zu Beginn alle Früchte schälen. Die Mango und Aprikose entsteinen und grob zerkleinern. Dann die Papaya vierteln und mit einem Löffel entkernen und das Fruchtfleisch klein würfeln. Das weitere Obst schälen und klein schneiden.
Jetzt solltest du die Walnusskerne grob hacken und zerkleinern. Dann die Orangen auspressen oder fertigen Saft verwenden, am besten natürlich frisch!
Nun noch ein wenig Honig dazugeben, aber falls deine Früchte schön reif sind, kannst du auf den Honig verzichten, da allein durch die Früchte eine tolle Süße vorhanden ist.
Alle Zutaten zusammen in den Mixer geben und schön cremig schlagen.
Den Smoothie in 4 Gläser füllen und sofort servieren.
Wer mag, kann die Gläser vorher noch dekorieren, z.B. mit Zuckerrand oder Früchten.

TIPP: Statt der Walnusskerne, kannst du natürlich auch

andere Nüsse verwenden, z.B. Haselnuss, Mandeln, Macadamia... um den Smoothie im Sommer zu genießen, füge einfach einige Eiswürfel beim Mixen hinzu.

GREEN ANANAS SMOOTHIE

Zutaten:

- 300 g Ananas
- 250 g Kopfsalat
- 200 ml Wasser

Step by Step:

Alle Zutaten in den Mixer geben und gut durchmixen.

Durchschnittliche Nährwerte

	Pro Portion
Brennwert	197 kcal
Kohlenhydrate	41,6 g
Eiweiß	4,6 g
Fett	0,8 g

Kirschen-Zwetschgen-Smoothie

Zutaten:

Für 2 Portionen

100g	n (entsteint)
100g	Zwetschgen (entsteint)
1 EL	Zitronensaft
100g	Endiviensalat
50g	Feldsalat
150ml	Wasser (still)

Zubereitung:

Alles zusammen in den Mixer geben und zur gewünschten Konsistenz pürieren.

„Frische Brise"

Zutaten:
- 85g Blattspinat
- 2 Pfirsiche
- 1 Gurke
- 2 EL Zitronensaft (1/2 Zitrone)
- 70ml Leitungswasser
- Vanillepulver (zum Verfeinern)
- 1 EL Honig

Zubereitung:

Zuerst das Obst und das Gemüse waschen, abtrocknen und in kleine Stücke schneiden. Alle Zutaten in den Mixer geben und pürieren. Zu guter Letzt den Smoothie mit etwas Vanillepulver und eventuell Honig verfeinern.

Spinat, Trauben und Kokosnuss Smoothie

Zutaten
Ein Becher Kernfreie grüne Trauben
Ein Becher Baby Spinat
1/2 Becher Eiswürfel
1/4 Becher Kokosnussmilch

Zubereitung
Alle Zutaten in einem Mixer bis zur gewünschten Konsistenz mixen.

Durstlöscher Smoothie

Zutaten

300 g Salatgurke
400 g Cantaloupe oder Honigmelone (ohne Schale)
1 EL Honig
½ TL getrocknete Lavendelblüten

Zubereitung

Alle Zutaten in den Smoothie-Mixer geben und nach Belieben mit Crushed-Eis auffüllen. Gut mixen.

Grüner Smoothie Variante 1

2 Handvoll gemischten Salat
großes Stück Kurkuma
reichlich Minzblätter (6-8)
halbe Avocado
halber Granatapfel
1 Bündel weiße Trauben (ohne Stiele)
ca. 400ml Wasser
Wer möchte, 1/4 Teelöffel Vanillepulver

Zubereitung:

Die Zutaten vorbereiten und alles auf einmal in den Mixer geben und solange zerkleinern bis eine schöne Konsistent erreicht ist.

TROPEN SMOOTHIE

Zutaten:

- 200 g Ananas

- 1 Banane

- etwas Ingwer

- 2 Stangen Staudensellerie

- 1 Handvoll Löwenzahn

Step by Step:

Alle Zutaten in den Mixer geben und gut durchmixen.

Durchschnittliche Nährwerte

	Pro Portion
Brennwert	285 kcal
Kohlenhydrate	62,6 g
Eiweiß	4,6 g
Fett	1,0 g

Tomaten-Smoothie

Zutaten:

Für 2 Portionen

500ml	Buttermilch
2	Tomaten (groß)
2 Handvoll	Basilikum
2 EL	Walnussöl
1 Prise	Koriander

Zubereitung:

Stiele der Tomaten entfernen.

Alles in den Mixer geben und pürieren. Je nach Geschmack etwas Salz und Pfeffer beifügen.

Der Erdbeere-Ingwer Hammer

Zutaten
2 Becher Mandelmilch
2 Becher Baby Spinat
2 Becher Erdbeeren
Eine Banane
Ein Teelöffel Ingwer

Zubereitung
Alles zusammenmixen und genießen!

Heidelbeer Shake 1

100 g Heidelbeeren
 ca. 50-75 g Haferflocken
 ca. 150-200 ml Mandelmilch

Zubereitung:
 Alle Zutaten in den Mixbehälter geben und bis die gewünschte Konsistenz erreicht ist Mixen.
Natürlich können auch Dinkelflocken oder eine Mischung aus beiden verwendet werden.

Seelentröster

Ergibt 2 Portionen
Pro Portion: ca. 115 Kalorien
Zubereitungszeit: ca. 7 Minuten

Zutaten:
2 Esslöffel gemahlene Mandeln
2 kleine Äpfel
2 Aprikosen
1 Prise Safran
1 Messerspitze Kurkuma
¼ Teelöffel Zimt
Etwas Honig nach Belieben
150 ml Sojadrink Vanille

Zubereitung:

1. Waschen Sie das Obst und schneiden Sie es grob in Stücke.
2. Geben Sie alle Zutaten in den Mixer.
3. Zerkleinern Sie alles 30 Sekunden auf mittlerer Stufe, dann 1 Minute auf höchster Stufe.
4. Nach Belieben können Sie nun weiteren Sojadrink angießen, bis die gewünscht Konsistenz erreicht ist.

Und das macht diesen Smoothie so gesund:
- Sorgt für gute starke Nerven
- Schützt Nervenzellen und unterstützt die Bildung von Botenstoffen im Gehirn

- Wirkt stimmungsaufhellend und mild anregend

Blaubeeren - Papaya Smoothie

Zutaten für 1 Glas:

-

100g Blaubeeren

-

50g Papaya

-

1 Banane, 1 Limette

-

100ml kaltes Wasser

-

1 TL Sesamöl

Zubereitung:

Die Blaubeeren waschen.

Die Banane schälen und in grobe Stücke schneiden.

Die Limette auspressen und den Saft mit allen anderen Zutaten in den Mixer oder Smoothie Maker geben und mixen.

Anschließend den Smoothie in ein Glas abfüllen und genießen.

Spinat Kartoffel Smoothie

Zubereitungszeit	10 Minuten
Geeignet für	**2** Portionen

Zutaten:

- 120 g Spinat, frisch
- 60 ml Magermilch
- 2 Kartoffeln
- 1 Knoblauchzehe
- 440 g Joghurt
- 1 TL Chiasamen
- 2 EL Agavendicksaft
- 1 Prise Salz

Zubereitung:

1. Kartoffeln im Topf mit Wasser zum Kochen bringen, dann bei geschlossenem Deckel auf mittlerer Stufe ca. 25 Minuten garen lassen.

2. In der Zwischenzeit den Spinat waschen und Blätter abzupfen. den Knoblauch schälen.

3. Die fertig gekochten Kartoffeln pellen und mit den anderen Zutaten im Mixer pürieren.

Bananen-Erdbeer-Smoothie

Dies ist ein ernsthaft reichhaltiger und doch gesunder Smoothie, der zu einem Klassiker geworden ist, weil die süßen Aromen von Banane und Erdbeere perfekt aufeinander abgestimmt sind.

Zutaten (1 Portion)
1 Banane, geschält und geviertelt
240g Erdbeeren, entstielt
120g einfacher fettarmer Joghurt
60ml Milch

Wie wird's gemacht?
Alle Zutaten in einen Mixer geben. 1 Minute lang mixen, bis alles glatt ist. In ein Glas geben und sofort servieren.

Grüner - Smoothie 2

Zutaten

2 kleine	Bananen
1	**Mango**
1 Handvoll	Blattspinat
0,5TL	**Öl (Kokosöl)**
110 ml	Apfelsaft
110 ml	Wasser

Zubereitung
Arbeitszeit: ca. 11 Min.
Zubereitungszeit: ca. 6 Min.
Schwierigkeitsgrad: simpel
Kalorien p. P.: keine Angabe

Zubereitung
Zutaten mixen und genießen.

Der Allergiker

Zutaten:

- 200 g Beeren (auch gefroren)
- 1 Banane
- 100 g gekochter Quinoa
- 100 g Griechischer Joghurt
- 200 ml Milch
- 1 Handvoll Müsli
- ½ TL Honig

Zubereitung:

Quinoa mit ca. 500 ml Wasser aufkochen. (kleine Hitze ca. 12 Minuten). Alle Zutaten in den Mixer geben und solange mixen bis eine cremige Konsistenz entsteht.
Optional zur Milch kann auch Hafermilch oder Mandelmilch hergenommen werden.

Wirkung:

Quinoa ist für Allergiker, Babys und Kinder optimal, da es vollkommen glutenfrei ist. In 100 g Quinoa sind 10 g Eiweiß, welches zu 100% vom Körper aufgenommen werden kann. Ebenso enthält es ein breites Spektrum an B-Vitaminen und Mineralien. Die Kohlenhydrate in Quinoa haben so einen niedrigen glykämischen Index, dass es sich sowohl bei Diabetikern als auch bei der Gewichtsreduktion als hilfreich erwiesen hat.

Smoothie mit Pfirsich und Chia-Samen

Zutaten für 2 Portionen:

3 Pfirsiche, grob gewürfelt
1 ½ Tassen Milch
1 Tasse Joghurt natur, mild
1 EL Vanilleextrakt
1 Prise Zimt
1 Prise Ingwer, gemahlen
2 EL Chia-Samen
Honig oder Ahornsirup zum Süßen nach Geschmack

Zubereitung:

Alle Zutaten außer den Chia-Samen in den Mixer geben und cremig pürieren. Den Smoothie auf 2 Gläser aufteilen, zu jedem Glas einen EL Chia-Samen hinzufügen und gut unterrühren.

Schönheits Smoothie

Zutaten für 1 Person (220 kcal)

- 1 Tasse Kokosmilch
- 0,5 Tassen Spinat
- 0,5 Tassen Römersalat
- 2 EL. Chiasamen, eingeweicht
- ¼ Tassen Walnüsse
- 1 EL Kokosnussöl

Alle aufgelisteten Zutaten in den Mixer oder Smoothie Maker geben und zu einem cremigen Saft mixen. Nachdem mixen, wenn möglich sofort genießen.

Schönheits Smoothie

Zutaten für 1 Person (220 kcal)

- 1 Tasse Kokosmilch
- 0,5 Tassen Spinat
- 0,5 Tassen Römersalat
- 2 EL. Chiasamen, eingeweicht
- ¼ Tassen Walnüsse
- 1 EL Kokosnussöl

Alle aufgelisteten Zutaten in den Mixer oder Smoothie Maker geben. Dann zu einem cremigen Saft mixen. Nach dem Mixen wenn möglich sofort genießen.

Grüner Himbeer-Hibiscus Tee Smoothie

Zutaten
Eine Banane
Ein Becher gefrorene Blaubeeren
1/2 Teelöffel Zimt
3 Becher Baby Spinat
250ml gekühlter Himbeere Hibiscus Tee

Zubereitung
Beginnend mit der Flüssigkeit, alle Zutaten im Mixer auf hoher Geschwindigkeit für 30 Sekunden mixen.

Brain Teaser

Ergibt 2 Portionen
Pro Portion: ca. 105 Kalorien
Zubereitungszeit: ca. 7 Minuten

Zutaten:
2 Mandarinen
200 g Wassermelone
½ Avocado
½ Teelöffel Matcha-Pulver
1 Handvoll Feldsalat
Etwas Honig nach Belieben
100 ml Wasser
Einige Eiswürfel nach Belieben

Zubereitung:

1. Waschen Sie den Salat und schütteln Sie ihn trocken.
Schälen Sie Mandarinen, Melone und Avocado.
Schneiden Sie alles grob in Stücke.
2. Geben Sie alle Zutaten in den Mixer.
3. Zerkleinern Sie alles 40 Sekunden auf niedriger Stufe,
dann 1 Minute auf höchster Stufe.
4. Nach Belieben können Sie nun weitere Flüssigkeit
angießen, bis die gewünscht Konsistenz erreicht ist.
5. In ein Glas füllen und nach Belieben Eiswürfel oder
Crushed Ice hinzugeben.

Und das macht diesen Smoothie so gesund:

- Fördert gute Laune
- Schützt Nerven- und Gehirnzellen und hilft ihnen dabei, sich zu regenerieren
- Gibt Energie und verbessert die kognitive Leistungsfähigkeit

Grapefruit - Feldsalat Smoothie

Zutaten für 1 Glas:

-

1 kleine rosa Grapefruits, 50g Feldsalat

-

50g grüne Weintrauben (kernlose Trauben verwenden)

-

50ml Apfelsaft naturtrüb (kein Konzentrat)

-

1 Stück frischer Ingwer (ca. 1cm), 1 TL Sesamöl

Zubereitung:

Die Grapefruit gründlich waschen, schälen, entkernen und das Fruchtfleisch in grobe Stücke schneiden.

Den Salat und die Trauben gründlich waschen.

Den Ingwer gründlich waschen und schälen und je nach Mixer klein raspeln.

Alle Zutaten in einen Smoothie Maker oder Mixer geben und mixen.

Anschließend den Smoothie in ein Glas abfüllen und genießen.

Hellgrüner Bananen Joghurt Smoothie

Zubereitungszeit	5 Minuten
Geeignet für	2 Portionen

Zutaten:

- 2 Bananen
- 80 g Naturjoghurt
- ½ TL Weizengras
- 180 ml Sojamilch
- 1 Handvoll Minze
- 2 TL Zimt

Zubereitung:

1. Die Bananen schälen und mit den restlichen Zutaten im Mixer fein pürieren.

Brombeer- und schwarzer Johannisbeer-Smoothie

Die klassischen Walddüfte machen diesen Smoothie zum perfekten Herbst-Smoothie.

Zutaten (1 Portion)
240g Brombeeren
120g schwarze Johannisbeeren
120g einfacher fettarmer Joghurt
60ml Milch

Wie wird's gemacht?
Alle Zutaten in einen Mixer geben. 1 Minute lang mischen, bis alles glatt ist. Das Ganze in ein Glas geben und sofort servieren.

Grüner – Energie - Smoothie

Zutaten

1 Handvoll	**Radieschenblätter**
1	**Banane, reif**
1,5 TL	Zitronensaft
1,5 TL	**Leinöl**
110 ml	**stilles Mineralwasser**
110 ml	**Apfelsaft, naturtrüb**

Arbeitszeit: ca. 11 Min.
Zubereitungszeit: ca. 6 Min.
Schwierigkeitsgrad: simpel
Kalorien p. P.: keine Angabe

Zubereitung
Radieschengrün abwaschen, klein schneiden. Apfelsaft, Leinöl, Zitronensaft, Wasser in den Mixer geben..

Banane abschälen, klein schneiden, in den Mixer geben.
Radieschengrün zugeben und alle Zutaten pürieren.

Der Freshe

Dauer: 3 Minuten

Zutaten:
- 1 Apfel
- 1 Orange
- 1 Kiwi
- 100 g Waldfrüchte (gefroren)
- 200 ml Cranberrysaft

Zubereitung:

Zuerst schält Ihr das ganze Obst. Ihr könnt den Apfel auch schälen, dies kostet aber zusätzlich Zeit und wichtige Vitamine gehen dabei verloren. Werft alles in den Standmixer und gebt anschließend die Waldfrüchte und den Cranberrysaft hinzu. Alles Mixen und kalt genießen.

Wirkung:

Cranberries werden oft bei Blasenentzündungen eingesetzt. Dies hat den Grund, dass Cranberries reich an Antioxidantien und anderen wertvollen Inhaltsstoffen sind. Sie wirken entzündungshemmend und schützen unseren Blasen-Nieren-Trakt. Ein anderer positiver Effekt ist die Senkung des Cholesterinspiegels. Somit profitiert unser gesamtes Herz-Kreislauf-System von dieser kleinen Beere.

Erdbeer – Pfirsich - Smoothie

Zutaten für 2 Portionen:

4 Pfirsiche, entsteint und grob geschnitten
1 Banane, geschält und geschnitten
2 Tassen gefrorene Erdbeeren
½ TL Ingwer, gemahlen
1 Tasse Wasser

Zubereitung:

Alle Zutaten in den Mixer geben und fein pürieren.

Vitamin C Smoothie

Zutaten für 1 Person (92 kcal)

- 1 Orange (geschält)
- 1 Handvoll Brombeeren
- 1 Scheibe Zitrone
- 1 Tasse Wasser
- 1 kleine Gurke

Alle aufgelisteten Zutaten in den Mixer oder Smoothie Maker geben und zu einem cremigen Saft mixen. Nachdem mixen, wenn möglich sofort genießen.

Grüner Zitrus Rote Beete Säuberungs-Smoothie

Zutaten

2 Becher rote Beete

Ein Becher Wasser

2 Orangen, gepellt

Eine kleine rohe Rübe, gepellt und gewürfelt

Der Saft von 1/2 Zitronen

Zubereitung

Alle Zutaten zusammenmixen und genießen!

Birne- Himbeer Smoothie

Für zwei Portionen
1 Banane
 2 Birnen
 125 g Himbeeren
 ca. 200 ml Sojajoghurt (pflanzliche Alternativen aus Kokos, Lupinen, Mandeln oder Hanf)

Zubereitung:
 Alle Zutaten in den Mixer. Da die Banane schon für eine gute Konsistenz sorgt, kann der Sojajoghurt durch Pflanzenmilch ersetzt werden.

Zellschutz-Wunder

Ergibt 2 Portionen
Pro Portion: ca. 110 Kalorien
Zubereitungszeit: ca. 7 Minuten

Zutaten:
2 Orangen
150 g Sauerkirschen
80 g Heidelbeeren
2 Teelöffel Kakaopulver
Etwas Honig nach Belieben
20 Basilikumblättchen
2 Esslöffel Hanfsamen
100 ml Wasser
Eiswürfel nach Belieben

Zubereitung:

1. Waschen Sie die Kirschen, schälen Sie die Orangen und schneiden Sie alles grob in Stücke.
2. Geben Sie alle Zutaten in den Mixer.
3. Zerkleinern Sie alles 30 Sekunden auf mittlerer Stufe, dann 30 Sekunden auf höchster Stufe.
4. Nach Belieben können Sie nun weitere Flüssigkeit angießen, bis die gewünscht Konsistenz erreicht ist.
5. In ein Glas füllen und nach Belieben Eiswürfel oder Crushed Ice hinzugeben.

Und das macht diesen Smoothie so gesund:

- Stärkt die Nerven
- Wirkt schmerzstillend und stimmungsaufhellend
- Macht wach und verbessert Konzentration und
Leistungsfähigkeit
- Regt die Bildung von Gute-Laune-Botenstoffen an

Avocado - Birnen - Orangen Smoothie

Zutaten für 1 Glas:

-

1 Avocado, 1 Birne, 1 Orange

-

1TL Sesamöl, 50ml kaltes Wasser

Zubereitung:

Die Avocado gründlich waschen, halbieren, entkernen und das brauchbare Fruchtfleisch mit einem Teelöffel entnehmen.

Die Birne gründlich waschen, schälen, entkernen und das brauchbare Fruchtfleisch in grobe Stücke schneiden.

Die Orange gründlich waschen, entkernen und das brauchbare Fruchtfleisch in grobe Stücke schneiden.

Alle Zutaten in einen Smoothie-Maker oder Mixer geben und mixen.

Anschließend den Smoothie in ein Glas abfüllen und genießen.

Gurke Buttermilch Smoothie

Zubereitungszeit	10 Minuten
Geeignet für	**2 Portionen**

Zutaten:

- 1 Gurke
- 350 ml Buttermilch
- 80 ml Naturjoghurt
- ½ Zitrone
- 1 Handvoll Minze
- 1 Prise Chili

Zubereitung:

1. Die Gurke waschen und klein schneiden.

2. Frische Minze abspülen und Blätter abtrennen.

3. Den Saft einer halben Zitrone mit den anderen Zutaten durchmixen.

Nektarinen- und Himbeersaft

Der sonnige Geschmack dieses Saftes ist ein perfektes Mittel für Tage, an denen das Wetter alles andere als tropisch ist.

Zutaten (1 Portion)
3 Nektarinen, halbiert und entsteint
240g Himbeeren

Wie wird's gemacht?
Die Nektarinen und Himbeeren durch einen Entsafter geben. In ein Glas geben und sofort servieren.

Kiwi - Bananen - Smoothie

Zutaten

210 g	Bananen
230 g	Kiwis
110 ml	**Orangensaft, ohne Fruchtfleisch**
40 ml	**Zitronensaft, ohne Fruchtfleisch**
210 g	Joghurt
2,5 EL	Honig

Arbeitszeit: ca. 16 Min.
Zubereitungszeit: ca. 6 Min.
 Ruhezeit: ca. 1 Std.
Schwierigkeitsgrad: simpel
Kalorien p. P.: keine Angabe

Zubereitung
Bananen und Kiwi abschälen, zerschneiden.

Obst pürieren. Nach und nach die beiden Säfte hinzugeben, mixen. Joghurt und Honig hinzugeben, pürieren. Ca. 70 Min. kaltstellen. In Gläser einfüllen, eine Kiwi oder Bananenscheibe an den Rand des Glases stecken.

Kunterbunt

Dauer: 9 Minuten

Zutaten:

- 50 g Brokkoli
- ½ Sellerie
- 1 Handvoll Petersilie
- 100 ml Mandelmilch
- 100 ml Wasser
- diverse Beeren oder anderes Obst
- 1 Handvoll Nüsse

Zubereitung:

Das Gemüse und Obst gründlich mit kaltem Wasser waschen. Anschließend entfernt ihr den Strunk von Brokolli und Sellerie. Bei den Beeren und beim Obst könnt Ihr variieren, je nachdem was euch besser schmeckt. Das Gleiche gilt auch für die Nüsse. Am Besten nehmt Ihr Wal- oder Pekannüsse.

Wirkung:

In diesem Vitamin-Cocktail sind der Brokkoli und der Sellerie die ausschlaggebenden Faktoren. Der Brokkoli soll laut Studienergebnissen Krebszellen vernichten. Dies macht er indem er den Körper veranlasst krebsbekämpfende Substanzen zu bilden. Des

Weiteren ist Brokkoli dank seiner Sprossen ein guter Fettverbrenner und Stoffwechselaktivator.

Der Sellerie hingegen wirkt entzündungshemmend und fördert die Verdauung. Sellerie wirkt auch als natürliches Heilmittel für unsere Nieren und beseitigt Wassereinlagerungen, da er diuretische (entwässernde) und entschlackende Eigenschaften besitzt. Er hilft uns dabei Harnstoffe und -säure zu beseitigen.

Spinat – Avocado – Smoothie mit Mandelmilch

Zutaten für 1 - 2 Portionen:

1 Avocado, Fruchtfleisch ausgekratzt
1 Bio-Salatgurke, nicht geschält, in Stücke geschnitten
ca. 1 Tasse Mandelmilch oder mehr, nach Geschmack

Zubereitung:

Alle Zutaten in den Mixer geben und pürieren bis alles sehr gut verbunden ist. Die Menge der Mandelmilch ja nach Geschmack variieren.

Beeren Smoothie

Zutaten für 1 Person (192 kcal)

- 230 ml Mandelmilch ungesüßt
- 1 Banane (geschält)
- 1 El Protein Pulver (z.B. Vanille)
- 1 Hand voll Brombeeren

Alle aufgelisteten Zutaten in den Mixer oder Smoothie Maker geben und zu einem cremigen Saft mixen. Nachdem mixen, wenn möglich sofort genießen.

Blaubeeren Bananen Jogurt Smoothie

Zutaten

1/2 Becher gefrorene Blaubeeren

1/2 Becher gefrorene Bananenscheiben

1/2 Becher Griechischer Joghurt ohne Fett

1/2 Orangensaft

Zubereitung

Alle Zutaten gut zusammenmixen und genießen!

Granatapfel- Mango- Melone Smoothie

halber Granatapfel
 halbe Mango
 1/4 bis 1/8 Melone (vorzugsweise Galiamelone oder Honigmelone)

Zubereitung:
 Die Melone, die Mango und die Granatapfelkernen (je nach Belieben ausgepresst oder im Ganzen) in den Mixer geben und gut durchmixen.

Tipp:
 Die Mixzeiten nicht unnötig in die Länge ziehen. Die Früchte eventuell im Kühlschrank lagern um einen kühlen Smoothie genießen zu können.

Green Lady

Ergibt 2 Portionen
Pro Portion: ca. 115 Kalorien
Zubereitungszeit: ca. 7 Minuten

Zutaten:
1 Esslöffel Chia-Samen
75 ml Wasser
1 Handvoll grüner Salat
1 Mandarine
200 g Ananas
1 Spritzer Zitronensaft
1 Apfel
Etwas Honig nach Belieben
Einige Eiswürfel nach Belieben

Zubereitung:

1. Die Chia-Samen in 50 ml Wasser mindestens 10 Minuten quellen lassen. Waschen Sie in der Zwischenzeit den Salat und schütteln Sie ihn trocken. Waschen Sie das Obst und schälen Sie Ananas und die Mandarine. Schneiden Sie alles grob in Stücke.
2. Geben Sie alle Zutaten in den Mixer.
3. Zerkleinern Sie alles 15 Sekunden auf mittlerer Stufe, dann 1 Minute auf höchster Stufe.
4. Nach Belieben können Sie nun weitere Flüssigkeit angießen, bis die gewünscht Konsistenz erreicht ist.
5. In ein Glas füllen und nach Belieben Eiswürfel oder

Crushed Ice hinzugeben.
Und das macht diesen Smoothie so gesund:
- Schützt Nervenzellen
- Unterstützt die Bildung von Botenstoffen im Gehirn
- Wirkt stimmungsaufhellend und mild anregend

Heidelbeeren Joghurt Smoothie

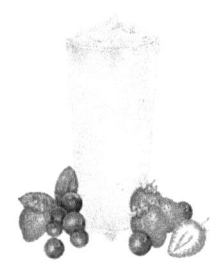

Zubereitungszeit	5 Minuten
Geeignet für	**2 Portionen**

Zutaten:
- 80 g Heidelbeeren
- 1 Banane
- 200 g Kokosjoghurt
- 325 ml Mandelmilch
- 1 Prise Vanille
- 1 Prise Zimt
- 1 EL Agavendicksaft

Zubereitung:
1. Die Heidelbeeren waschen und die Banane schälen.

2. Alle Zutaten zusammen pürieren.

Papaya-, Erdbeer- und Pistazien-Smoothie

Der Zusatz von Pistazien bringt einen Hauch von Orient in diese Sommerfrüchte.

Zutaten (1 Portion)
1 kleine Papaya, geschält und entkernt
240g Erdbeeren, entstielt
60g geschälte ungesalzene Pistazien
120g schlichter fettarmer Joghurt
60ml Milch

Wie wird's gemacht?
Alle Zutaten in einen Mixer geben und zerkleinern. In ein Glas geben und sofort servieren.

Waldbeeren – Smoothie

Zutaten

360 ml	Orangensaft
1,5	**Bananen, in Scheiben geschnitten, tiefgekühlt**
460 g	TK-Beeren
2	**Orangen-Scheiben, zum Dekorieren**

Arbeitszeit: ca. 6 Min.
Zubereitungszeit: ca. 6 Min.
Schwierigkeitsgrad: simpel
Kalorien p. P.: keine Angabe

Zubereitung
Orangensaft, gefrorene Bananenscheiben und die Waldbeeren pürieren. Den Smoothie in zwei Gläser füllen, Orangenscheiben auf die Glasränder aufstecken.

Mango-Buttermilch-Smoothie

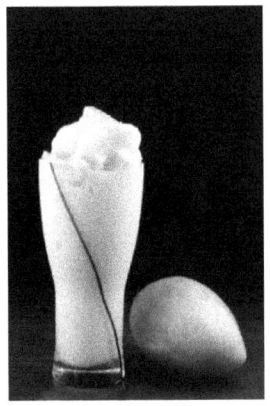

Zutaten:

- 250 ml Buttermilch
- 1 Mango
- 1 EL Kokosöl
- ½ Orange
- Eiswürfel

Dattel - Mandelmus – Bananen - Smoothie

Zutaten für 2 Portionen:

2 Bananen, geschält und geschnitten
400 ml Mandelmilch
3 Datteln, getrocknet, klein geschnitten
2 EL Mandelmus
1 EL Zimt

Zubereitung:

Alles zusammen in den Mixer geben und fein pürieren.
Danach 30 Minuten kalt stellen, so schmeckt es am
besten.

Apfel Melonen Smoothie

Zutaten für 1 Person (237 kcal)

- 250 ml Kokos-drink
- 250 g Galiamelone
- 1 Apfel
- 1 Grapefruit
- 1/4 Bund Minze

Alle aufgelisteten Zutaten in den Mixer oder Smoothie Maker geben und zu einem cremigen Saft mixen. Nachdem mixen, wenn möglich sofort genießen.

Kiwi Postelein Smoothie

Zutaten für 1 Person (206 kcal)

- 100 ml Wasser
- 1 Banane (geschält)
- 1 Apfel
- 1 Kiwi
- 1/2 Bund Minze
- 1 handvoll Postelein

Alle aufgelisteten Zutaten in den Mixer oder Smoothie Maker geben und zu einem cremigen Saft mixen. Nachdem mixen, wenn möglich sofort genießen.

Grüner Kirsch-Goji-Beeren Smoothie mit Erdbeeren und Gurke

Zutaten

Ein Becher Kirschen, entkernt
8 Erdbeeren
Eine kleine Banane
4 Esslöffel Goji-Beeren
1/2 Gurke, gehackt
2 Becher Baby Spinat
250ml Wasser

Zubereitung

Beginnend mit der Flüssigkeit, alle Zutaten im Mixer auf hoher Geschwindigkeit für 30 Sekunden mixen.

Mango- Granatapfel- Bananen Smoothie

Für zwei Portionen
1 Banane
 1 Granatapfel
 1 Mango
 ca. 100 ml Wasser

Zubereitung:
 Alle Zutaten gut durchmixen das sich die Mango-fasern
gut zerkleinern.

Mango Smoothie

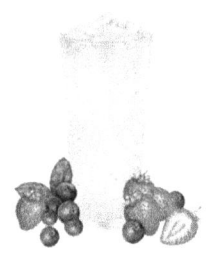

Zubereitungszeit	5 Minuten
Geeignet für	**1 Portion**

Zutaten:
- 1 Mango
- ½ Zitrone
- 50 ml Joghurt
- 30 ml Milch

Zubereitung:
1. Die Mango schälen, entkernen und klein schneiden.

2. Zitrone auspressen und den Saft zusammen mit den restlichen Zutaten im Mixer pürieren.

Reinigender Saft

Probiere diesen Saft aus, um dein System zu entgiften, wenn du dich etwas schlechter fühlst. Sein leichter Geschmack ermöglicht es dir, den Körper zu reinigen und gleichzeitig ein erfrischendes Getränk zu genießen.

Zutaten (1 Portion)
2 Äpfel
120g Honigmelonenstücke, geschält
¼ Gurke
240g Brunnenkresse
60g Weizengras (optional)

Wie wird's gemacht?
Alle Zutaten in einen Entsafter geben. In ein Glas geben und sofort servieren.

Kiwi – Apfel – Spinat - Smoothie

Zutaten

260 ml	Wasser
1,5	**Apfel, grün**
40 g	Spinat
2,5	Kiws)
0,5	**Zitrone, Saft davon**

Arbeitszeit: ca. 6 Min.
Zubereitungszeit: ca. 6 Min.
Schwierigkeitsgrad: simpel
Kalorien p. P.: ca. 150 kcal

Zubereitung
Zitronensaft mit dem Wasser, dem Spinat, den abgeschälten Kiwis und dem geschnittenen Apfel im Standmixer pürieren.

Mango Kirschen Smoothie

Zutaten für 1 Person (249 kcal)

- 150 ml Milch
- 150 g Natur Joghurt
- 150 g Mango (entsteint)
- 100 g Sauer Kirschen (entkernt)
- 1 TL Stevia
- 1 TL Zitronensaft

Alle aufgelisteten Zutaten in den Mixer oder Smoothie Maker geben und zu einem cremigen Saft mixen. Nachdem mixen, wenn möglich sofort genießen.

Beeren Smoothie

Zutaten für 1 Person (192 kcal)

- 230 ml Mandelmilch ungesüßt
- 1 Banane (geschält)
- 1 El Protein Pulver (z.B. Vanille)
- 1 Hand voll Brombeeren

Alle Zutaten in den Mixer oder Smoothie Maker geben und zu einem cremigen Saft mixen. Nach dem Mixen wenn möglich sofort genießen.

Schwarzbeeren Smoothie

Zutaten
2 Becher Wasser
Ein Becher Basilikum
1/4 Becher Mandeln
Ein Teelöffel Vanilleextrakt
1/2 Becher Rosinen
4 Becher Schwarzbeeren
Eine Banane
Optional:
Ein Tropfen Therapeutic Grade Essential Oil Basilikum

Zubereitung
Die Flüssigen, grünen und übrigbleibenden Zutaten einzeln Mixen und am Ende zusammenführen.

Himbeeren O–Saft Smoothie

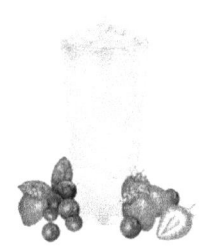

Zubereitungszeit	5 Minuten
Geeignet für	2 Portionen

Zutaten:
- 225 g Himbeeren, tiefgekühlt
- 450 ml Orangensaft
- 2 EL Agavendicksaft
- 1 Msp. Kurkuma
- 1 Spritzer Zitronensaft

Zubereitung:
1. Zunächst die tiefgekühlten Himbeeren im Mixer pürieren.

2. Restlichen Zutaten hinzugeben und sodann erneut durchmixen.

Wurzelsaft

Die lebendige Farbintensität des Saftes bedeutet, dass er immer beeindrucken wird – und sein süßer, nussiger Geschmack auch.

Zutaten (1 Portion)
2 große Rote Beete, geschnitten
3 Karotten, geschnitten
1cm Stück frischer Ingwer, geschält

Wie wird's gemacht?
Alle Zutaten in einen Entsafter geben. In ein Glas geben und sofort servieren.

Ananas-Rote Bete-Smoothie

Zutaten

1	Apfel
210 g	Ananas
210 g	**Rote Bete, gekocht und geschält**

Arbeitszeit: ca. 16 Min.
Zubereitungszeit: ca. 11 Min.
Schwierigkeitsgrad: simpel
Kalorien p. P.: keine Angabe
Zubereitung
Einen Apfel schälen, das Kerngehäuse entfernen und anschließend grob würfeln. Ananas und Rote Bete ebenfalls genauso groß würfeln. Alles pürieren, in Gläser einfüllen und mit dem Mineralwasser aufgießen.

Herbst Kurkuma Smoothie

Zutaten für 1 Person (125 kcal)
- 1 Handvoll Feldsalat
- 1 reife Birne (geschält)
- 1 reife Banane (geschält)
- 1 cm frischer Kurkuma (raspeln)
- 1/2 cm frischer Ingwer (raspeln)
- Wasser nach bedarf

Alle aufgelisteten Zutaten in den Mixer oder Smoothie Maker geben und zu einem cremigen Saft mixen. Nachdem mixen, wenn möglich sofort genießen.

Rote Bete Pak Choi Smoothie

Zutaten für 1 Person (256 kcal)

- 100 ml Wasser
- 1 Apfel
- 1 Karotte
- 1 Rote Bete
- 1 kleiner Pak-Choi
- 5 g geschälter Ingwer
- 1 Orange

Alle aufgelisteten Zutaten zunächst in den Mixer oder Smoothie Maker geben und zu einem cremigen Saft mixen. Nach dem Mixen wenn möglich sofort genießen.

Spinat Karotten Smoothie

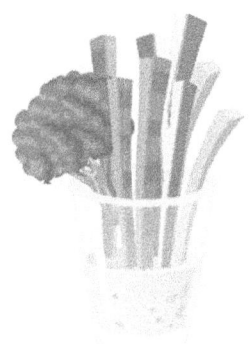

Zubereitungszeit	15 Minuten
Geeignet für	2 Portionen

Zutaten:
- 125 g Blattspinat, frisch
- 3 Karotten
- 1 Grapefruit
- 1 Msp. Kurkuma
- 1 Prise Chili
- 150 ml Wasser

Zubereitung:
1. Blattspinat gründlich waschen und die Stängel entfernen.

2. Karotten und Grapefruit schälen und alles miteinander im Mixer pürieren.

Apfel-, Johannisbeer- und Holunderblütensaft

Ein charmanter und altmodischer Favorit, der die Kinder von heute genauso sehr anspricht, wie er es schon immer getan hat.

Zutaten (1 Portion)
2 Äpfel
120g schwarze Johannisbeeren
½ Esslöffel Holunderblüten

Wie wird's gemacht?
Die Äpfel und schwarzen Johannisbeeren in einen Entsafter geben. In ein Glas gießen und die Holunderblüten untermischen. Sofort servieren.

Smoothie mit Blumenkohl, Apfel und Gurke

Zutaten

90 g	**Blumenkohlröschen**
0,5	**Salatgurke, Bio**
1	**Apfel, grün**
2,5 TL	Limettensaft
1,5 TL	Agavendicksaft
260 ml	Wasser

Arbeitszeit: ca. 11 Min.
Zubereitungszeit: ca. 8 Min.
Schwierigkeitsgrad: simpel
Kalorien p. P.: keine Angabe

Zubereitung
Gemüse und Apfel waschen, Kerngehäuse entfernen, dann alles kleinschneiden. Mit Limetten- und Agavendicksaft und Wasser pürieren.

Bananen Kürbis Smoothie

Zutaten für 1 Person (374 kcal)

- 0/5 Hokkaido-Kürbis (entkernt)
- 2 Bananen (geschält) (frisch oder gefroren)
- 300 ml Kokosmilch oder Mandelmilch
- 2 TL Zimt (gemahlen)
- 1 TL Vanilleextrakt oder 1 TL (Bourbon) Vanille Aroma
- 1 TL Muskatnuss (gemahlen)
- 1 EL Zitronensaft (frisch) (optional)

Alle aufgelisteten Zutaten in den Mixer oder Smoothie Maker geben und zu einem cremigen Saft mixen. Nachdem mixen, wenn möglich sofort genießen.

Vital Smoothie

Zubereitungszeit	10 Minuten
Geeignet für	**2** Portionen

Zutaten:
- 3 Karotten
- 2 Äpfel
- 3 Orangen
- 1 cm Ingwer
- 1 Zitrone
- 1 Prise Kurkuma

Zubereitung:
1. Karotte und Ingwer schälen und zerkleinern.

2. Äpfel klein schneiden.

3. Orangen und Zitrone auspressen und mit den restlichen Zutaten pürieren.

Birnen-, Schoko- und Ingwer-Milchshake

Die Kombination aus Birne und Schokolade ist eine inspirierte Kombination, die immer wieder Fans findet. Dieser sanfte Shake wird mit Sicherheit zu einem deiner Favoriten werden.

Zutaten (1 Portion)
2cm Stück frischer Ingwer
1 reife Birne
300ml Schokoeiscreme
2 Esslöffel Milch

Wie wird's gemacht?
Den Ingwer schälen und raspeln. Die Birne schälen und zerkleinern. Alle Zutaten in einen Mixer geben und 1 Minute lang mischen. In ein Glas geben und sofort servieren.

Gurken-Pfirsich-Smoothie

Zutaten

2,5	Pfirsiche
110 g	Salatgurke
60 ml	**Wasser, still**
210 ml	Kefir
1,5 EL	Traubenzucker

Arbeitszeit: ca. 11 Min.
Zubereitungszeit: ca. 6 Min.
Schwierigkeitsgrad: simpel
Kalorien p. P.: keine Angabe

Zubereitung
Pfirsiche und Salatgurke zerschneiden. Mit Kefir, Wasser und Traubenzucker pürieren.

Bananen Schoko Winter genuss

Zutaten für 1 Person (270 kcal)
- 250 ml warme Mandelmilch (warm oder heiß)
- 1 Banane (geschält)
- 2 EL rohes Kakaopulver
- 1 EL Leinsamen
- 1 TL Zimt

Alle aufgelisteten Zutaten in den Mixer oder Smoothie Maker geben und zu einem cremigen Saft mixen. Nachdem mixen, wenn möglich sofort genießen.

Bananen Kürbis Smoothie

Zutaten   für   1   Person   (374   kcal)

- 0/5 Hokkaido-Kürbis (entkernt)
- 2 Bananen (geschält) (frisch oder gefroren)
- 300 ml Kokosmilch oder Mandelmilch
- 2 TL Zimt (gemahlen)
- 1 TL Vanilleextrakt oder 1 TL (Bourbon) Vanille Aroma
- 1 TL Muskatnuss (gemahlen)
- 1 EL Zitronensaft (frisch) (optional)

Alle aufgelisteten Zutaten in den Mixer oder Smoothie Maker geben und zu einem cremigen Saft mixen. Nach dem Mixen wenn möglich sofort genießen.

Bananen Shake

Zubereitungszeit	5 Minuten
Geeignet für	**2 Portionen**

Zutaten:

- 1 Banane
- 190 g Quark, Magerstufe
- 425 ml Milch, fettarm
- 1 TL Zimt
- 1 EL Agavendicksaft

Zubereitung:

1. Die Banane schälen und in den Mixer geben.

2. Restlichen Zutaten hinzufügen und alles fein pürieren.

Weißer Schoko- und Aprikosen-Smoothie

Du kannst in diesem Rezept entweder frische oder weich getrocknete Aprikosen verwenden. Die weichen Trockenfrüchte sorgen für einen etwas stärkeren Geschmack, sind aber ebenso lecker.

Zutaten (1 Portion)
120g weiche, getrocknete Aprikosen oder 180g frische, entsteinte Aprikosen
300ml weißes Schokoeis
3 Esslöffel Milch

Wie wird's gemacht?
Alle Zutaten in einen Mixer geben und 1 Minute lang mischen. In ein Glas geben und sofort servieren.

Ingwer Hafer Birnen Smoothie

Zutaten   für   1   Person   (299   kcal)

- 1   reife   Birnen   (entkernt)
- 1 Becher Milch (250 ml) (falls Vegan, Hafermilch)
- 0/5   Becher   Joghurt
- 0/5 Becher Haferflocken (50 g) (leicht angeröstet)
- 1   Esslöffel   Ahornsirup   oder   Honig
- 0/5   Esslöffel   frischer   Ingwer
- 1   Prise   Zimt   und   Salz

Alle aufgelisteten Zutaten in den Mixer oder Smoothie Maker geben und zu einem cremigen Saft mixen. Nach dem Mixen möglichst sofort genießen.

Brombeeren Shake

Zubereitungszeit	5 Minuten
Geeignet für	**2** Portionen

Zutaten:
- 80 g Brombeeren
- 225 ml Mandelmilch
- 1 Orange
- 1 Prise Vanillepulver
- ½ TL Chiasamen

Zubereitung:
1. Die Brombeeren waschen.

2. Orange auspressen und den Saft mit den restlichen Zutaten zusammen mixen.

Erdbeer-Sahne-Smoothie

Auf der Wiese an gemütlichen und faulen Tagen in den Sommermonaten waren bei uns immer Erdbeeren und Sahne im Programm. Hier ist eine flüssige Version.

Zutaten (1 Portion)
120g Erdbeeren, entstielt
300ml Erdbeereiscreme
2 Esslöffel Schlagsahne
1 ganze Erdbeere (optional)

Wie wird's gemacht?
Alle Zutaten in einen Mixer geben und 1 Minute lang mischen. In ein Glas gießen, mit 1 ganzen Erdbeere verzieren und sofort servieren.

Kürbis Kaki Smoothie

Zutaten   für   1   Person   (234   kcal)

- 200 ml Mandelmilch
- 3 EL Kürbismus
- 1 reife Kaki (geschält)
- ¼ TL Zimt
- 1 Handvoll Spinat
- 1 EL frischer Ingwer

Alle aufgelisteten Zutaten in den Mixer oder Smoothie Maker geben und zu einem cremigen Saft mixen. Nach dem   Mixen   möglichst   sofort   genießen.

Tropischer Insel Smoothie

Zutaten (1 Portion)
180ml Kokosmilch
240g frische Erdbeeren, entstielt
240ml griechischer Blaubeer-Joghurt
240g Eis

Wie wird's gemacht?
Alles in einen Mixer werfen, für 1 Minute mixen und genießen!

Lightning Source UK Ltd.
Milton Keynes UK
UKHW020645140621
385483UK00011B/600